HERNIES, GOUTTE, HÉMORRHOÏDES
MALADIES DE LA VESSIE

EXPOSÉ DE CES INFIRMITÉS, MOYEN LE PLUS SIMPLE ET LE PLUS SUR DE LES SOULAGER TOUJOURS PROMPTEMENT ET D'OBTENIR GUÉRISON RADICALE

MÉTHODE
DU DOCTEUR PAQUIER

MÉDECIN DE LA FACULTÉ DE PARIS

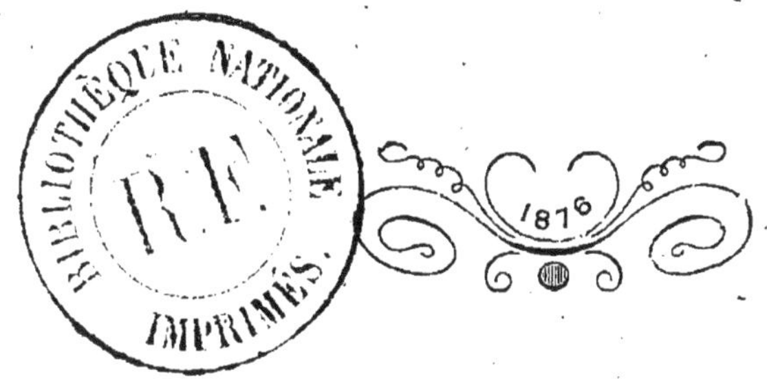

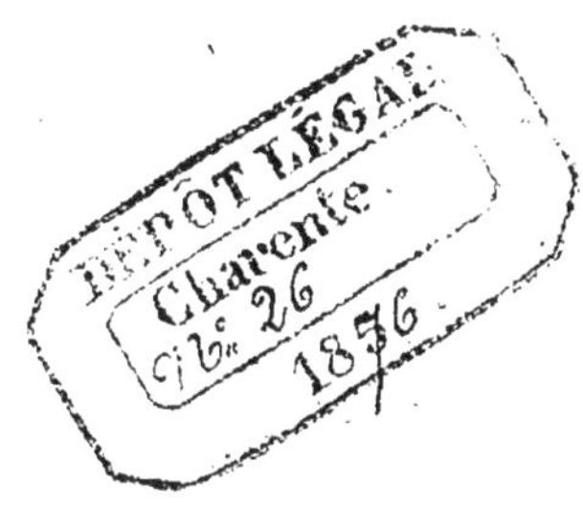

COGNAC

IMPRIMERIE GUSTAVE BÉRAULD

31, Rue de l'Ile-d'Or, 31.

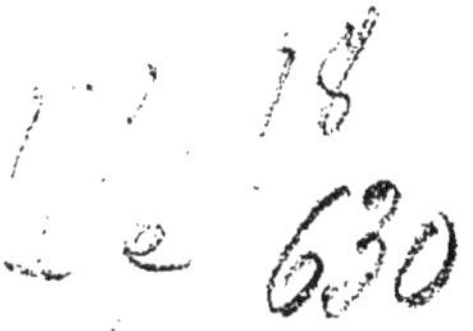

AVIS

Toutes les lettres en général, avec ou sans valeurs, doivent être adressées à M. le docteur PAQUIER, à Dompierre-Saintes (Charente-Inférieure).

Mes traitements sont expédiés à toute destination, en échange d'un mandat sur la poste ou d'un billet de banque en représentant la valeur.

Le demandeur doit toujours donner très lisiblement son nom, son adresse et la gare qui dessert sa localité.

Le malade qui fait la demande d'un traitement ne doit pas craindre de bien exposer son état et de donner des renseignements complets.

Une instruction bien claire, bien détaillée, permettant de se traiter soi-même, accompagne toujours les remèdes.

Toutes les précautions nécessaires sont prises pour que le secret des malades ne puisse transpirer, être compromis. Ainsi la petite caisse contenant le traitement, contre les hernies, ne porte à l'extérieur aucun signe de nature à servir d'indice aux indiscrets.

Les lettres provoquant une réponse particulière doivent toujours renfermer un timbre-poste de vingt-cinq centimes pour l'affranchissement de la réponse.

Quiconque écrit pour avoir ma brochure la reçoit *gratuitement* et *franco* sous bande; mais, en conséquence de ce qui précède, la lettre informant le destinataire de l'envoi qui vient de lui être fait, n'est pas affranchie, si la demande m'est parvenue sans timbre pour affranchir.

PAQUIER,

Docteur-Médecin de la Faculté de Paris.

Il est expressément recommandé de ne jamais envoyer de billets de banque autrement que par lettres CHARGÉES *ou* RECOMMANDÉES. *Avec cette précaution, il n'y aura pas de détournements possibles.*

INTRODUCTION

La brochure que je me propose d'écrire étant destinée au public en général, je dois être clair et ne point abuser des expressions techniques : je m'efforcerai donc de me mettre à la portée de tous les lecteurs.

Je veux être court ; c'est une brochure et non un traité que j'écris. Dire en peu de mots tout ce qu'il importe de connaître sur la question, tel est mon but. Un premier chapitre sera consacré à la hernie ou descente ; dans un second je traiterai des maladies de la vessie. Mais, avant, qu'on me permette quelques réflexions sur la curabilité de la hernie.

Une question qu'il importe avant tout de résoudre est celle-ci : La hernie peut-elle se guérir ? A cette question il m'est permis de répondre avec assurance : oui, la hernie peut se guérir ; oui, la hernie est aujourd'hui guérie par ma méthode, radicalement et promptement même.

Il est vraiment regrettable que des idées préconçues aient, jusqu'à ce jour, paralysé l'esprit d'investigation des praticiens éminents qui, de tout temps, ont illustré le corps médical. Depuis longtemps, en effet, le traitement curatif de la hernie serait connu. Armée des moyens nouveaux et puissants que la science met à sa disposition, la médecine n'obtient-elle pas la guérison de maladies jusqu'alors réputées incurables ?

Parmi les maladies les plus vulgaires, prenons pour exemple la gale. A une époque peu éloignée de nous, la gale était envisagée comme une maladie cutanée produite par un principe morbifique contenu dans le sang. Tout naturellement, le traitement était en harmonie avec la théorie : les tisanes dépuratives en formaient la base et la guérison n'arrivait pas, ne pouvait même pas arriver. Mais voici que le pouvoir amplifiant du microscope découvre dans les boutons des galeux un insecte particulier, le sarcopte ou acare de la gale. Aussitôt, le traitement classique est modifié de fond en comble : aux dépuratifs sont substitués des agents exerçant sur l'acare une action toxique, et la gale, dont naguère encore la guérison n'était obtenue que dans un petit nombre de cas, est aujourd'hui détruite en moins de vingt-quatre heures.

Citons encore un exemple. Armé du microscope, l'œil vient de découvrir dans le sang charbonneux des myriades de bactéridies qui paraissent être la cause efficiente des accidents produits par le charbon. En même temps, la chimie offre à la médecine un agent nouveau, agent éminemment puissant, éminemment délétère pour les bactéridies en question ; et le charbon, dont on avait vainement, jusqu'ici, demandé la guérison à la cautérisation et aux autres agents destructeurs, le charbon, dis-je, est facilement arrêté dans sa marche par ce nouvel agent thérapeutique. Il me serait facile de multiplier les exemples, mais je le crois inutile.

Est-ce que pour la hernie seulement la médecine aurait dit son dernier mot? Aurait-elle renoncé à trouver le moyen de la guérir? Personne, assurément, n'oserait soutenir une semblable thèse. A côté de chaque maladie Dieu a placé le remède.

Ecoutons plutôt Boyer, dont il n'est pas permis de suspecter l'autorité chirurgicale : « La hernie, dit-il dans l'un de ses ouvrages, ne doit point être incurable ; il suffit de trouver le moyen de produire l'occlusion artificielle de l'anneau par lequel s'effectue le passage de l'anse intestinale et la guérison de cette infirmité sera assurée. » Ainsi donc, l'éminent clinicien admet la possibilité de guérir la hernie, en même temps qu'il en établit clairement les conditions : L'occlusion de l'anneau inguinal, tel est pour cela le but à atteindre ; quant aux moyens, Boyer les ignorait, et il est à regretter qu'il n'en ait pas poursuivi la reherche, car il n'eût pas manqué de les découvrir. Eh bien, ce *desideratum* de la science, ma méthode le fournit ; l'usage des préparations internes a pour effet de rendre promptement aux viscères relâchés, aux tissus déchirés, affaiblis soit par l'âge, soit par l'ancienneté de la rupture, le degré d'activité qui leur est nécessaire pour fonctionner suivant les lois de la nature. Les viscères ainsi fortifiés, resserrés cessent dès lors de se trouver en disproportion avec la cavité splanchnique destinée à les contenir. Ces résultats acquis, la vitalité revenue dans les tissus précédemment frappés d'atonie, les applications externes, associées aux préparations internes, concourent puissamment à l'œuvre de la guérison, en déterminant, par une excitation locale, légère et continue, la contractilité de l'anneau, la sécrétion d'une matière fibro-plastique, laquelle matière s'organisant, produit l'oblitération normale de l'anneau : de là une guérison parfaite et radicale.

Le problème est donc résolu dans le sens de Boyer. La cure des hernies est désormais facile, il n'est point permis d'en douter, les attestations qu'on lira plus loin le prouvent surabondamment.

CHAPITRE PREMIER

HERNIES OU DESCENTES ET CHUTES DE L'UTÉRUS

La hernie est l'échappement d'une partie ou de la totalité des viscères contenus dans l'une des cavités splanchniques, par suite de distention des muscles, de rupture ou d'écartement des tissus cellulaires et fibreux. La hernie abdominale est formée tantôt par l'intestin, tantôt par l'épiploon, tantôt enfin par les deux simultanément.

Les tumeurs herniaires ont reçu des noms différents, suivant la place qu'elles occupent et les parties qui les forment. Ainsi, la hernie de l'ombilic ou du nombril, a reçu le nom de hernie ombilicale ; celle qui se produit à l'aine, le nom de inguinale ; celle de l'hypogastre a été appelée hypogastrique. On nomme crurale celle qui apparaît à la partie supérieure de la cuisse ; cystocèle, la hernie de la vessie ; périénale, celle du périnée ; scrotale, la hernie inguinale qui descend jusque dans les bourses ou scrotum, etc.

Le traitement curatif étant le même pour toutes les hernies en général, nous ne nous occuperons particulièrement ici que de celles qui se présentent d'habitude à l'observation.

Les plus communes, entre toutes, sont, sans contredit, les hernies inguinales ; relativement aux autres, elles se présentent dans la proportion de 75 à 80 0/0. Viennent ensuite, par ordre de fréquence, les hernies ombilicales, puis, enfin, les hernies crurales. La hernie scrotale n'est qu'une hernie inguinale tombée dans les bourses, ce qui arrive toujours avec l'âge, et souvent même chez les jeunes sujets lorsqu'elle est négligée.

La hernie inguinale atteint tous les âges, mais plus particulièrement l'enfant et le vieillard que l'adulte et l'homme dans toute la plénitude de ses forces. La hernie ombilicale affecte plus souvent les femmes et les enfants que les hommes et les adultes. La hernie crurale, assez rare chez les hommes, est plus commune chez les femmes, le canal aponévrotique étant moins long et plus large chez la femme que chez l'homme.

Le déplacement, connu sous le nom de chute ou prolapsus

de l'utérus, se rencontre trop souvent, par malheur, chez les femmes qui ont eu des couches laborieuses ou réitérées. Les jeunes filles n'en sont pas toujours exemptes, mais les cas sont beaucoup plus rares cependant.

La hernie existe dans tous les pays, sous toutes les latitudes, mais dans des proportions plus ou moins considérables. Ainsi, par exemple, elle est plus commune dans les régions chaudes ou tempérées que dans les régions froides, dans le midi et le centre que dans le nord de la France. En Russie, en Suède, en Norwège et dans le nord de l'Allemagne, la hernie se présente, par rapport à la population, dans la proportion de 3 à 4 p. 100. Dans le midi de la France, dans la proportion de 9 à 10 p. 100. Cette proportion est de 5 à 6 p. 100 dans le centre de la France, de 12 à 14 p. 100 en Espagne et en Algérie.

Les pays montagneux fournissent plus de hernies que les pays de plaines ; cependant il y a des exceptions à cette règle, mais elles tiennent à des causes toutes particulières.

Il n'est aucun homme, quel qu'il soit, qui puisse se flatter d'être pour toujours à l'abri des atteintes de la hernie ; tous, nous y sommes exposés, les plus jeunes comme les plus vieux, les plus forts comme les plus faibles. Il est vrai de dire, cependant, que certaines professions, que certains exercices sont pour ainsi dire l'incubation de la hernie. Ainsi, par exemple, les individus se livrant à des travaux pénibles, exigeant de grands efforts ou déterminant de violentes secousses, sont plus exposés à contracter une hernie que les individus n'exécutant que des travaux où l'apport de l'attention et de l'expérience seul est nécessaire, De même aussi les chasseurs, les cavaliers y sont plus exposés que les personnes dont l'existence est calme et en dehors de toute agitation violente. Toutefois, il ne faut point le dissimuler, chez certains sujets, il existe une disposition toute particulière à contracter l'infirmité dont nous nous occupons en ce moment : pour eux, en effet, le moindre mouvement, le plus léger effort, un faux pas, l'action de tousser ou d'éternuer, est une cause de rupture.

La hernie peut se produire subitement, comme aussi elle peut se faire pressentir pendant plusieurs mois avant de revêtir une forme palpable ; souvent, dans notre longue pratique, il nous a été donné de l'observer, et nous en trouvons également les preuves, maintes fois reproduites, dans les lettres qui composent notre nombreuse correspondance. Souvent des personnes sont venues nous consulter, nous disant que depuis plusieurs mois elles éprouvaient une faiblesse, des tiraillements, du malaise, quelque chose d'anormal, dans la région de l'aine ; qu'après une journée de fatigue il y avait sensation désagréable, douleur même à cette région, ce qui leur faisait appréhender l'invasion d'une hernie dans un avenir prochain. Nous répondions que le malaise signalé pouvait être l'effet d'une cause sans liaison avec les caractères d'une hernie. Il ne nous paraissait pas qu'on pût s'en alarmer si promptement ni si vivement. Néanmoins, par mesure de précaution, nous engagions le client à porter un bandage pendant quelque temps. Si, dans plusieurs circonstances, la suite nous a donné raison, si le malaise a disparu sans laisser aucune empreinte, souvent aussi les appréhensions du client ont été justifiées, car la hernie, après avoir longtemps hésité, a fini par se montrer et malgré le bandage. Nous n'avons eu aucun accident de cette nature à constater depuis que nous faisons usage de notre méthode : aussitôt qu'un client se plaint de malaise, de sensation anormale dans l'une des régions où se montrent habituellement les hernies, nous lui appliquons immédiatement le traitement externe. Ce moyen nous a toujours complètement réussi : aucune hernie ne s'est plus produite dans ces conditions.

Si, comme nous venons de le dire, il existe des hernies dont le travail d'élaboration est lent, des hernies qui cherchent, pour ainsi dire, à se faire deviner avant de se montrer, il en est d'autres, au contraire, qui apparaissent soudainement, avec tous leurs caractères distinctifs, alors que rien ne pouvait en faire supposer l'approche. Ces hernies soudaines sont presque toutes la conséquence d'un violent effort, d'une grande fatigue, d'un accident. Dans ces cas, les douleurs sont assez vives pour que le malade soit condamné à garder le lit pendant les premiers jours de l'accident ; mais quelques bains tièdes, le *taxis (autrement dit la réduction)* et l'application d'un bandage, calment bientôt les douleurs qui ne tardent pas à disparaître, sinon toujours entièrement, du moins en grande partie.

Dans tous les cas de hernie, lente ou soudaine, la réduction immédiate et le bandage sont d'urgence : *imprudent serait le blessé qui pourrait l'oublier*. La réduction immédiate et la contention à l'aide d'un bandage sont à la fois un préservatif contre les accidents qui pourraient être graves et la cause déterminante d'un prompt soulagement. Ainsi donc, aussitôt qu'une hernie est déclarée, que la saillie ne laisse plus aucun doute sur la nature de l'affection qui vient de se produire, il est de toute nécessité de procéder à sa réduction *(c'est-à-dire de la faire rentrer)*, et cette réduction obtenue, de faire l'application d'un bandage. Le blessé, je le répète, prévient ainsi les accidents qui pourraient survenir en abandonnant la hernie à elle-même, et se procurer en outre un soulagement immédiat.

Mais, avec de la prudence, il ne s'en tiendra pas à ces préliminaires, à ces palliatifs indiqués pour parer aux premières difficultés seulement. Les tissus étant déchirés, la hernie formée, on doit songer à faire reprendre l'un pour guérir l'autre, et le bandage, qui contient et soulage pour le moment, atteindra bien rarement ce but si un moyen réellement efficace, réellement curatif, ne lui est associé. Si le blessé se soumet tout simplement au bandage qui n'est qu'un instrument palliatif et néglige les moyens de guérison qui lui sont offerts, qu'arrivera-t-il par la suite ? Voici, sur cette question, ce que m'a appris mon expérience :

Une hernie vient se déclarer ; le blessé en opère lui-même ou en fait opérer la réduction et la maintient ensuite à l'aide d'un bandage. Bien que réduite et contenue, la hernie n'en est pas moins formée et les tissus déchirés, la tumeur se représente pour en témoigner dès que le bandage est enlevé et qu'il est fait quelques mouvements. Le blessé, rassuré néanmoins par la disparition des souffrances qu'il avait éprouvées tout d'abord, reprend ses travaux et vaque à ses occupations habituelles. Confiant dans l'avenir, il espère qu'avec le temps et le bandage dont il fait usage, son infirmité disparaîtra complétement : malheureusement il se trompe, et l'avenir, qui toujours nous réserve quelques surprises, se charge de le lui apprendre. En effet, au moment où il s'y attend le moins, à la suite d'une promenade, d'un travail qui pourtant n'avait pas nécessité un grand déploiement de forces, d'un accès de toux ou d'un éternuement, la hernie passe sous la pelote du bandage. Le blessé la fait rentrer de nouveau ; mais à peine a-t-il fait quelques pas, quelques mouvements, que la hernie s'échappe encore. Le patient commence alors à se préoccuper de nouveau de sa position : il se procure un second bandage dont le ressort est plus fort, dont le coussin est plus large que celui du premier ; enfin un bandage approprié à son état récent. La hernie est alors contenue encore une fois, mais pour un temps seulement.

En effet, au bout de six mois, au bout d'un an, plus ou moins, la hernie franchit de nouveau la pelote du bandage, suit cette fois le cordon testiculaire, traverse le canal inguinal en entier, et descend dans le scrotum, la hernie scrotale est donc formée ! Bientôt surviennent des coliques, des dérangements d'estomac, des nausées, des troubles enfin qui retentissent sur tout l'organisme. Alors le blessé comprend mais trop tard, si la hernie cesse d'être réductible, c'est-à-dire s'il n'est plus possible de la remonter et de la maintenir ensuite, qu'il a manqué de prévoyance et de sagesse ; que, mieux inspiré, il eût songé non-seulement à contenir sa hernie, mais encore, mais surtout à la guérir par les moyens qui lui sont offerts.

Telle est, nous ne dirons pas toujours, mais à quelques exceptions près, la progression que suit toute hernie en vieillissant, lorsque le bandage seul est opposé à son envahissement : il l'arrête d'abord, soulage, prévient pendant quelque temps les accidents ; mais tôt ou tard, dans la grande majorité des cas, il finit par être débordé, par n'être plus qu'un obstacle insuffisant. Ma méthode seule peut conjurer tous ces inconvénients, parer à tous les dangers.

Je viens de parler des dangers, des accidents de la hernie ; je crois devoir en dire quelques mots.

Ces accidents, qui peuvent être considérés comme des complications venant se greffer sur la hernie, sont au nombre de quatre principaux : *l'engouement, l'inflammation du sac, l'irréductibilité* et *l'étranglement*.

Les deux premières complications (engouement et inflammation du sac) n'offrent pas beaucoup de gravité ; la médecine peut aisément en conjurer le danger. Elles redeviendraient sérieuses que dans le cas où elles ne seraient attaquées convenablement et dès le début : alors en effet elles engendreraient ou *l'irréductibilité* ou *l'étranglement*, souvent même ces deux accidents à la fois.

Irréductibilité. — La hernie irréductible est celle qu'on ne peut faire rentrer. Les causes de cette complication sont multiples et souvent d'une appréciation difficile. La cause première est le défaut de contention : lorsque les viscères qui composent la hernie sont réduits et contenus à l'aide d'un bandage, cet accident devient impossible. Au contraire, la hernie qui n'est pas contenue finit souvent par devenir irréductible, soit par l'augmentation de volume des parties déplacées, soit par la dégénérescence de l'épiploon. D'autres fois l'accident reconnaît pour causes d'anciennes adhérences celluleuses entre le sac et les viscères ; ou bien ce sont des brides membraneuses, fruits d'inflammations antérieures, qui retiennent et enlacent les organes déplacés, les fixant quelques fois aux parties externes voisines. Un sac multiloculaire ou à plusieurs collets peut également donner naissance à la complication qui nous occupe.

L'irréductibilité est un accident offrant une certaine gravité pour deux raisons : d'abord la hernie ne pouvant plus être réduite, et partant contenue à l'aide d'un bandage, rien ne s'oppose à son développement et elle pourra acquérir un développement considérable ; en second lieu, si elle vient à s'étrangler, toute tentative de réduction devient infructueuse et le blessé n'a plus qu'une bien petite chance de salut : « la *Kelotomie.* »

Etranglement. — De toutes les complications, l'étranglement est assurément la plus terrible, la plus redoutable ; malheur à celui qui ne fait pas son possible pour le prévenir ! Après de poignantes souffrances, la mort devient, j'oserai le dire, inévitable.

L'étranglement s'annonce d'abord par la tension, la dureté, la sensibilité douloureuse de la hernie et, en même temps, par un sentiment de constriction dans une partie de l'abdomen. Puis, la maladie continuant sa marche, surviennent des coliques qui vont crescendo jusqu'à ce que la gangrène se soit emparée de la place. il y a constipation, vomissements alimentaires d'abord, mucoso-bilieux ensuite, finalement composés de matière fécales. Plus tard le hoquet se déclare ; une sueur froide humecte la peau du patient ; le pouls devient filiforme, intermittent ; la voix s'éteint, les forces s'enfuient pour faire place à la prostration. Bref ; on voit apparaître tous les symptômes formant le cortége d'une adynamie gangréneuse et le malheureux blessé est rendu à l'heure solennelle où il doit dire un suprême adieu à tout ce qu'il affectionne ici-bas. Que de fois on entend dire : « un tel est atteint d'une forte colique ! un tel a succombé à la colique ! ». Et cette colique, dont on tait le nom, n'est autre qu'une hernie étranglée. Que de malheureux voient s'éteindre ainsi le flambeau de leur vie ! La cause de leur mort reste inconnue même à leurs voisins, parce que la famille du blessé croirait, à tort, de compromettre ses intérêts si elle ne tenait pas cette cause secrète,

Tels sont, sommairement, les accidents qui viennent tôt ou tard compliquer la hernie, accidents que les blessés peuvent prévenir par l'usage du bandage en se soumettant à un traitement convenable.

BUT DE MA MÉTHODE

La formation d'une hernie peut s'effectuer de deux manières : 1° par la déchirure de la portion du péritoine tendue au devant de l'anneau inguinal ; 2° par la simple dilatation de cet anneau et du canal qui y fait suite. Dans le premier cas, qui est le plus rare, la hernie n'a pas de sac ; dans le second cas, les viscères abdominaux entraînent le péritoine dans leur descente et la séreuse forme une poche dans laquelle sont logés les viscères.

Quelque soit le mode de formation de la hernie, le but à atteindre est le même et deux indications se présentent : 1° rendre aux viscères relâchés le degré d'activité qui leur est nécessaire pour fonctionner conformément aux lois de la nature ; 2° par une excitation locale, légère et continue à déterminer la sécrétion d'une matière fibro-plastique, laquelle produit d'abord le rétrécissement et ensuite l'occlusion de l'anneau. Delà, pour satisfaire à ces deux indications, la nécessité d'agir *intùs* et *extra*, par des préparations appropriées au degré d'ancienneté et de développement de la hernie.

Telle est aussi ma manière de traiter. Deux fois par jour, matin et soir, le blessé fait usage des préparations destinées à l'intérieur, préparations dont la saveur est loin d'être désagréable et qui rendent promptement aux viscères herniés le degré de résistance nécessaire à leur maintien dans la cavité abdominale. Tous les soirs, en se mettant au lit, on procède à l'application sur la tumeur herniaire des préparations destinées à produire progressivement le rétrécissement et l'occlusion de l'anneau. Pendant toute la durée du traitement, le blessé ne doit rien changer à ses travaux habituels ni à son régime ordinaire, et il peut se traiter aussi facilement en voyage qu'à domicile.

Ainsi qu'on vient de le voir par ce qui précède, aucun traitement n'est aussi rationnel et en même temps d'un emploi aussi simple, aussi facile que celui indiqué par ma méthode. Son efficacité est prouvée par les témoignages de guérisons relatés à la fin de cet ouvrage, témoignages choisis parmi les lettres nombreuses qui composent ma correspondance.

Je dois ajouter aussi que mon traitement est d'une innocuité parfaite et qu'il ne peut exercer sur l'économie aucune influence fâcheuse ; je me garderais bien de le prescrire, de l'employer journellement si je le croyais susceptible d'apporter le moindre trouble dans l'économie. Le blessé peut donc faire usage sans crainte de troubler, de fatiguer le moins du monde les organes digestifs, organes qu'il est toujours, dans tout traitement, si important de ménager.

DES APPAREILS CONTENTIFS

Le bandage est-il nécessaire pendant la durée du traitement? Cette question m'est adressée tous les jours et je réponds catégoriquement : « Oui le bandage est nécessaire pendant la durée du traitement et sans lui la guérison deviendrait impossible. »

Comment en effet avoir raison d'une hernie si, au préalable, la partie échappée n'est remise à la place qu'elle a quittée et qu'elle doit occuper anatomiquement? Comment opérer la guérison si, une fois remis à leur place normale, les viscères n'y sont ensuite maintenus, sinon pendant toute la durée du traitement, au moins jusqu'à ce que les tissus déchirés soient rapprochés, soudés ; jusqu'à ce que la formation d'une matière fibro-plastique déterminée par l'action du traitement soit venue oblitérer l'anneau et s'opposer ainsi à un nouveau déplacement? Cela n'est pas possible, pas plus que de bien guérir un membre fracturé sans rapprocher d'abord les parties disjointes et les maintenir ensuite à l'aide de la pression d'un appareil. Cela est de la dernière évidence.

Le bandage est donc nécessaire pendant qu'on fait usage du traitement et ce n'est que lorsque la guérison est effectuée qu'on peut le laisser impunément,

Ces détails donnés permettront aux blessés de s'édifier sur le traitement qu'ils auront à suivre, en se soumettant à ma méthode. En faisant leur demande, ils sauront et ce qu'ils recevront et comment ils devront employer ce qu'ils auront reçu. D'ailleurs, une instruction bien détaillée accompagne toujours le traitement, instruction qui permet au blessé de se traiter lui-même avec la plus grande facilité et sans le secours d'une main étrangère,

PRIX DU TRAITEMENT

Traitement pour adultes . . . . 55 fr.

Traitement pour enfants au-dessous de deux ans. 35 fr.

Les prix ci-dessus sont invariables : il me serait tout-à-fait impossible d'en rien diminuer. Ils seront trouvés très modérés, du reste, si l'on considère l'importance du traitement et les garanties sérieuses dont il est entouré, garanties qu'aucun autre ne saurait offrir au même degré.

CHAPITRE DEUXIÈME

DES MALADIES DES VOIES URINAIRES EN GÉNÉRAL

Les maladies qui accablent notre malheureuse espèce sont nombreuses assurément. Il y en a de bien désolantes, sans doute, et contre lesquelles la science se consume en vains efforts ; mais, à coup sûr, il n'en existe aucune qui soit plus cruelle que les maladies des voies urinaires arrivées à leur summum d'intensité : la vie, dans ce cas, n'est plus supportable que par résignation et respect des lois divines.

Les maladies de la vessie se présentent sous les formes les plus variées et font, en vieillissant, éprouver les douleurs les plus atroces. Les négliger, à leur début, c'est s'exposer aux conséquences les plus déplorables, se préparer imprudemment un avenir de tristesse et de désespoir. Aussitôt donc que les premiers symptômes se manifestent, aussitôt que les voies urinaires paraissent affectées, qu'un sujet éprouve soit de la pesanteur au périnée, soit un besoin anormal d'uriner, de l'irritation au col de la vessie, un sentiment de douleur gravative dans le canal de l'urètre, des titillations au méat urinaire, une chaleur momordicante dans le canal ou dans l'anus, du prurit ou démangeaison à la surface du pubis, un sentiment de malaise, de tension à la région sus-pubienne, aussitôt, dis-je, qu'un sujet éprouve non toutes ces misères à la fois, mais seulement une de ces misères, symptômes caractéristiques d'une maladie prostatique ou vésicale naissante; il doit, s'il est prudent, avoir recours à un traitement spécial ; différer, c'est perdre un temps précieux, exposer l'organe malade et, conséquemment, l'économie tout entière, aux plus grands désordres. Livrée à elle-même, la maladie fait des progrès quelquefois très rapides, quelques fois assez lents, en apparence du moins, mais toujours fort regrettables. Elle étend sa domination, se fortifie dans la place qu'elle a envahi, et lorsque vaincu par la douleur, le pauvre patient songe enfin à l'expulser, il rencontre une résistance opiniâtre contre laquelle il lui faut lutter longtemps avec énergie pour triompher, et encore souvent tous ses efforts sont frappés de stérilité ! La désorganisation étant complète, tout remède devient impuissant. Le besoin d'émettre les urines est chaque jour plus fréquent et plus impérieux ; la nuit surtout, il se renouvelle à chaque instant, réveille le malade à peine assoupi et le presse d'obéir. Les urines sont épaisses, troubles, boueuses, souvent même purulentes ; à leur surface on remarque des filaments d'un blanc sale, quelquefois même sanguinolents. Quelquefois aussi un dépôt de matières glaireuses, de mucosités, repose au fond du vase et s'attache à ses parois. Chez quelques sujets il y a incontinence et les urines s'échappent d'elles-mêmes. Chez d'autres, au contraire, il y a rétention partielle, sinon entière, et le besoin d'expulser les urines ne peut être satisfait que très imparfaitement : quelques minces filets, quelques gouttes seulement coulent chaque fois et avec beaucoup de difficultés, alors pourtant qu'il semble au malheureux malade que tout un fleuve d'eau brûlante est renfermé dans la poche urinaire et que ce fleuve cherche à rompre ses digues pour faire irruption. Puis surviennent des pesanteurs au cerveau, des agitations fébriles, de longues insomnies, des coliques, de mauvaises digestions, des flatuosités abondantes, des nausées, des maux de cœur, la perte de l'appétit, des douleurs dans la région vésicale, dans les lombes, dans l'hypogastre et jusqu'à la face interne des cuisses. Ces douleurs, d'abord sourdes, lancinantes, obtuses, capricieuses, finissent pas se régulariser ; elles deviennent cruelles, atroces, de tous les instants ; et le pauvre malade, épuisé par la lutte, dévoré par les souffrances, n'a plus d'espoir que dans le moment qui doit les terminer à jamais.

Les caractères que je viens de signaler sont ceux des maladies de la vessie depuis longtemps passées à l'état chronique, arrivées à leur troisième période. Les premières atteintes de l'état chronique se révèlent souvent alors que rien ne les faisait pressentir. Il a bien existé préalablement, sans aucun doute, quelques symptômes dont le malade ne s'est pas préoccupé, dont il n'a pas tout d'abord saisi le diagnostic, soupçonné la gravité, et qu'en conséquence il n'a traités que fort légèrement, par quelques bains tièdes et quelques sirops ou tisanes antiphlogistiques, et quelquefois cela même sans consulter son médecin ; puis, le caractère d'acuité ayant disparu en partie, il s'est pour le reste reposé avec confiance sur l'avenir. Et c'est pendant qu'il sommeillait avec cette imprudente confiance que la maladie naissante, refoulée mais non vaincue, palliée mais non guérie, passait à l'état chronique.

Pendant de longues suites de siècles, le catarrhe vésical chronique, toutes les maladies de l'appareil génito-urinaire en général, ont été considérées comme incurables, et cela même par de très célèbres médecins. Aujourd'hui, Dieu merci ! il est surabondamment prouvé que le catarrhe de la vessie, que les diverses affections de l'appareil génito-urinaire, peuvent être radicalement guéries, même dans un âge avancé, suivant les lésions plus ou moins profondes de l'organe affecté, la constitution du malade et les causes déterminantes de la maladie.

Ces preuves de guérison radicale dans plusieurs circonstances difficiles, et, dans beaucoup d'autres, d'une amélioration assez considérable pour qu'il fût encore permis au malade de se rattacher à la vie, je les trouve dans les lettres qui composent ma nombreuse correspondance.

Toutefois, lorsque la maladie est déterminée par la présence d'une pierre d'un gros calcul dans la poche urinaire, il n'existe aucune chance de guérison tant que la cause provocatrice n'est pas réduite à néant, soit par la lithotricie, soit par toute autre opération chirurgicale.

A la suite de ces généralités, je crois devoir faire un exposé rapide des principales maladies de l'appareil génito-urinaire pouvant être avantageusement traitées par ma méthode. Ces maladies sont : 1° la cystite ou inflammation de la vessie ; 2° le catarrhe vésical ; 3° la gravelle ; 4° la prostatite.

1° *Cystite ou inflammation de la vessie.* — La cystite à l'état aigu est, de toutes les maladies de l'appareil urinaire, une des plus douloureuses sans contredit. Pendant mon externat dans les hôpitaux de Paris, et dans ma clientèle depuis que j'exerce l'art de guérir, j'en ai vu bien des cas, j'ai entendu bien des cris navrants ; aussi ai-je beaucoup de peine à soustraire mon âme aux pénibles émotions qui viennent l'assaillir, chaque fois que je me trouve près d'un sujet atteint de cystite aiguë bien caractérisée. Les traits et les gémissements du malade ont une expression de douleur et de désespoir telle qu'il est impossible de n'en pas être pénétré.

La marche de la aiguë est rapide. Cette affreuse

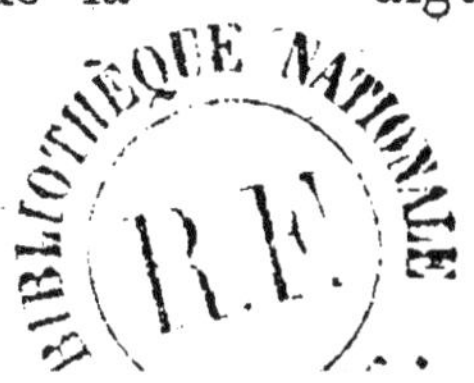

maladie accomplit promptement son œuvre de destruction si la science ne parvient à l'enrayer dès les premiers jours de son invasion. Le facies est allumé, les yeux sont ardents, le sang est en feu, le malade se tord les membres sous l'étreinte de douleurs atroces qu'il éprouve dans toutes les parties du corps et plus particulièrement dans la région de la vessie. Le ténesme acquiert bientôt son summum d'intensité, le besoin d'uriner se fait sentir impérieusement et sans cesse; mais la vessie, ne pouvant plus se contracter qu'au milieu d'efforts inouïs et d'étreintes terribles, les urines ne viennent que goutte à goutte, presque toujours sanguinolentes et muqueuses; une soif ardente dévore le malade, et, cette soif, on ne saurait l'étancher. Le délire survient, délire terrible, révélateur de souffrances inimaginables. Finalement la gangrène s'empare de la vessie, il se forme des abcès, des fistules urinaires qui communiquent avec l'abdomen, le rectum, et la mort prenant enfin pitié du malheureux malade, vient jeter son voile sur ce sombre et douloureux tableau.

Cependant la cystite n'est pas toujours à l'état aigu, très souvent on la trouve à l'état chronique ; ses symptômes alors sont moins caractérisés. Dans ce cas, le malade accuse à l'hypogastre ou au périnée une douleur permanente, quelquefois vive, mais d'autrefois aussi, sourde, obtuse et à peine appréciable, se faisant sentir surtout après des excès dans le régime alimentaire ou dans des plaisirs vénériens. Il est tourmenté, surtout pendant la nuit, par des envies fréquentes d'uriner, par de la dysurie : l'urine est trouble, floconneuse, purulente, rougeâtre. Il y a un état de malaise habituel, de la faiblesse dans les membres inférieurs, parfois de la fièvre. Les digestions sont pénibles et la nutrition ne se faisant qu'incomplètement, le malade pert son embonpoint. La cystite chronique peut être consécutive à l'état aigu, mais plus fréquemment encore, elle est le résultat d'une autre inflammation, comme la blénorrhagie et plus particulièrement d'une affection dartreuse.

2° *Catarrhe vésical.* — Je ne décrirai pas ici le catarrhe aigu : ce serait répéter une partie de ce que je viens de dire à l'occasion de la cystite aiguë. Quand le catarrhe succède à une cystite, la fièvre, moins intense, présente des mouvements d'exacerbation, le malade a des horripilations, des frissons à retours irréguliers, il fait des efforts pour aller à la selle, il éprouve des douleurs vagues à l'hypogastre ou bas-ventre. Quelquefois il s'éveille pressé par le besoin d'uriner, et se trouve soulagé par l'émission de quelques gouttes d'urine ; à la suite de cette excrétion incomplète, le malade rejette par l'urètre un flocon glaireux ressemblant assez bien à une hydatide allongée puis l'urine s'échappe par gros jets. Enfin, à ces symptômes succède une incontinence très rebelle.

Viennent ensuite les diverses altérations du liquide excrété, qui ne laissent plus aucun doute sur la chronicité de la maladie. L'urine, perdant sa transparence, prend une couleur très variable. Chez le plus grand nombre des sujets, elle est d'abord lactescente ; chez quelques-uns elle passe à la couleur fauve ou orangée, quelquefois aussi elle est sanguinolente. Dans un temps plus avancé de la maladie, elle reprend toujours sa coloration naturelle, seulement elle est un peu moins limpide ; refroidie dans un vase, elle acquiert une odeur ammoniacale et se sépare en deux couches superposées, dont l'une, en plus grande quantité, surnage, et dont l'autre, offrant beaucoup d'analogie avec l'albumine de l'œuf, gagne le fond du vase.

3° *Gravelle.* — La gravelle est caractérisée par la présence, dans les voies urinaires, de concrétions plus ou moins volumineuses. Chaque accès de gravelle est marqué par un ensemble de symptômes connu sous le nom de colique néphrétique.

Le malade éprouve, progressivement quelquefois, mais le plus souvent brusquement, une douleur atroce, lancinante, continue et exacerbante, siégeant dans la région des reins, s'irradiant de là vers les flancs, la vessie, l'aine et les cuisses. Cette douleur ne permet plus au patient de rester en place, le force souvent à se rouler par terre et finit quelquefois par exciter le délire et amener des convulsions. La sécrétion urinaire, rarement supprimée, est plus souvent diminuée. Le liquide excrété est tantôt clair, tantôt trouble, chargé de mucus, ou bien plus ou moins sanguinolent ; il sort en petite quantité, et souvent goutte à goutte. Cette excrétion s'accompagne d'épreintes et de ténesme vésical. Le malade éprouve en même temps des nausées, des vomissements bilieux ; le sommeil est empêché, l'agitation est extrême. Ces accidents, après une durée de plusieurs heures, disparaissent tantôt graduellement, tantôt brusquement, comme d'autres fois aussi, si l'art ne réussit pas à enrayer l'accès, le malade meurt subitement par suite d'épuisement, ou à la suite d'une perforation du bassinet comprimé par les calculs.

4° *Prostatite.* — L'inflammation de la prostate, qui peut être le résultat de bien des causes différentes, se montre très souvent dans le cours de la dernière période de la blénorrhagie urétrale, alors que l'inflammation s'est étendue dans la partie la plus reculée de l'urètre. Elle s'annonce par une sensation de pesanteur, par une douleur sourde, gravative au périnée et dans le fondement ; les garde-robes sont rares et douloureuses ; en pratiquant le toucher rectal, on constate que la prostate a augmenté de volume, qu'elle offre des bosselures, qu'elle est douloureuse à la pression. Le besoin de rendre l'urine est plus fréquent, plus impérieux, et une sensation de brûlure se produit au commencement et à la fin de la mixtion. Le canal de l'urètre fournit un écoulement d'un liquide visqueux, transparent, analogue à un blanc d'œuf, quelquefois d'aspect opalin ou même verdâtre. La quantité de cet écoulement augmente sur l'influence des changements de régime et de température : alors aussi les envies d'uriner sont plus fréquentes et les douleurs plus intenses ; quelquefois il existe une rétention complète d'urine. En pratiquant le cathétérisme, on développe une douleur au moment où la sonde est en contact avec la prostate et l'on reconnaît que l'instrument passe difficilement à travers la partie prostatique du canal de l'urètre.

Telles sont les maladies des voies urinaires contre lesquelles mon traitement est dirigé avec le plus grand succès.

PRIX DU TRAITEMENT

Tous les malades n'ayant par à leur disposition une balance pour faire la pesée des remèdes, je prends la précaution de les faire diviser par petits paquets avant de les faire expédier. Chaque petit paquet représente une dose pour un litre d'infusion : cette infusion est préparée conformément à l'instruction accompagnant le traitement.

Les maladies des voies urinaires étant de leur nature capricieuses autant que variées et rebelles, il est impossible de pouvoir préciser la quantité de doses nécessaires pour opérer un rétablissement complet dans tel ou tel cas ; seulement, l'expérience m'a démontré qu'il ne fallait, sauf quelques rares exceptions, jamais moins de dix à quinze doses pour provoquer une amélioration vraiment appréciable, et de cinquante à soixante doses, quelquefois même quatre-vingts, *suivant les complications*, pour atteindre le but désiré, la guérison radicale. En conséquence, pour les expéditions, lesquelles sont toujours, à moins d'avis contraire, faites *franco* par la poste, j'ai adopté la base suivante :

Dix doses, vingt-un francs, ci.	21 fr.
Quinze doses, trente-deux francs, ci.	32 —
Vingt doses, quarante-deux francs, ci. . . .	42 —
Trente doses, cinquante-trois francs, ci. . . .	53 —

Il n'est jamais fait aucune expédition au-dessous de dix doses.

DE LA GOUTTE

SA GUÉRISON

Par la Méthode du Dr PAQUIER

Peut-on guérir la goutte?

Je n'hésite pas à me prononcer catégoriquement pour l'affirmative : les succès que j'obtiens à l'aide de ma méthode me permettent de me prononcer avec cette assurance.

Si, jusqu'ici, la médecine a paru désarmée pour combattre cet état morbide, cela tient à ce que la cause génératrice en était restée inconnue. De là les tâtonnements, les hésitations pour le choix du traitement. On croyait avoir satisfait à toutes les exigences en dirigeant les ressources de la thérapeutique contre les douleurs atroces, accompagnant un accès de goutte, tandis qu'il fallait avant tout s'attaquer au principe générateur de cette affection. Aussi la maladie, qui n'était que palliée et non guérie, ne tardait pas à réapparaître avec son cortége symptomatique.

Aujourd'hui le choix d'un traitement est facile : grâce aux investigations de la chimie, on sait en effet que la goutte n'est que l'expression morbide d'un excès d'*acide urique* dans l'économie. Pour arriver à une guérison définitive et radicale, il suffit donc : 1° De débarrasser l'économie de l'*acide urique* qu'elle possède en excès ; 2° de régler la genèse de cet acide et de prévenir sa nouvelle accumulation dans l'organisme.

L'ignorance de ces principes a été, jusqu'à ce jour, l'unique cause des insuccès de la médecine dans le traitement de cette cruelle maladie, et c'est à ma fidélité à m'y conformer qu'on doit attribuer les belles guérisons que j'obtiens, guérisons relatées dans les lettres formant ma correspondance.

PRIX DU TRAITEMENT

Ce prix est définitivement fixé à 50 francs. Cette somme, destinée à solder mes honoraires et les remèdes, doit m'être envoyée avec la demande du traitement.

HÉMORRHOÏDES

GUÉRISON CERTAINE EN MOINS DE 15 JOURS

Par la Méthode du Dr PAQUIER

Il n'est pas besoin de tracer un long tableau symptomatique des hémorrhoïdes. La maladie est trop bien connue par les souffrances qu'elle oocasionne et son siége permet d'en établir facilement le diagnostic, même pour les personnes étrangères à la science. Leur siége autour de l'anus rend si difficile l'acte de la défécation que beaucoup préfèrent se faire violence et rester 24 heures sans aller à la garde-robe.

Offrir une méthode de guérison d'un effet infaillible, d'une application facile, procurant une guérison radicale en moins de 15 jours, c'est assurément le plus grand service qu'on puisse rendre aux personnes atteintes de cette cruelle infirmité. Ce but je l'ai atteint et je m'empresse de le faire connaître.

Le traitement est très facile à faire, puisqu'il suffit, le soir avant de se mettre au lit, de badigeonner les hémorrhoïdes avec un petit pinceau imprégné du remède.

Pour permettre aux petites bourses de bénéficier de ma méthode, j'ai fixé à 25 francs le prix du traitement, somme bien minime du moment qu'il s'agit de se débarrasser d'un ennemi aussi incommode. En m'adressant cette somme, par un mandat sur la poste, on recevra immédiatement ce qu'il faut pour se traiter, ainsi que l'instruction explicative.

TÉMOIGNAGES

Le lecteur comprendra facilement la raison pour laquelle je ne fais pas suivre chaque certificat de guérison de hernies du nom de celui qui l'a délivré. Bien que cette infirmité ne soit pas un déshonneur, les personnes guéries me recommandent presque toutes d'en garder le secret et de ne pas livrer leur nom à la publicité. Je respecte leur volonté et je ne donne que les noms de quelques personnes qui m'y ont autorisé.

Je me trouve si bien de votre traitement pour la gravelle que je n'ai cessé depuis d'en parler et de donner votre adresse : puissiez-vous avoir toujours d'aussi heureux succès avec les autres malades ! ! !

De GUERRY de BEAUREGARD, *au château de l'Hulière (Vendée).*

Veuillez m'envoyer 10 autres doses de votre poudre ; elles suffiront pour terminer la guérison de mon catarrhe de vessie.

BELAYGUE, *rue Roquecor, à Gaillac (Tarn).*

Un de mes amis m'apprend que vous l'avez radicalement guéri de sa maladie de vessie, veuillez m'adresser immédiatement 30 doses de votre remède.

CHESNAY *Auguste, à Néron (Eure-et-Loire).*

Mme sœur Elisabeth, de Toulouse, m'ayant appris que vous l'aviez guérie de sa gravelle, je vous prie de m'envoyer le remède.

LACOMME, *Toulouse (Haute-Garonne).*

Après 7 semaines d'usage du traitement de M. le Dr Paquier, je certifie avoir obtenu la guérison d'une hernie inguinale volumineuse dont j'étais atteint depuis 5 ans. En foi de quoi j'ai délivré le présent certificat pour valoir ce que de raison.

René COUTANCIN, *au Gué (Vendée).*

Un habitant de l'Ile-d'Elle (Vendée), guéri d'une hernie datant de 20 ans.

Je ne puis, ainsi que plusieurs de mes amis goutteux comme moi, que vous remercier pour les bienfaits que nous a rendu votre estimable traitement.

DUCROS, *à l'établissement de Néris-les-Bains (Allier).*

Je suis guéri de ma goutte, grâce à votre traitement : je vous remercie sincèrement du service que vous m'avez rendu.

SCEAU, *capitaine retraité, à Lille (Nord).*

BOUCHEREAU-TILLAU, *à Vouillé (Vendée), guéri en 8 jours d'hémorrhoïdes datant de plus de vingt ans.*

SIMONEAU-COUTANCEAU, *de Vix (Vendée), guéri d'hémorrhoïdes très volumineuses en moins de quinze jours.*

Envoyez-moi 30 doses de votre poudre; ce nombre suffira pour guérir ma cystite qui va beaucoup mieux.

MIGNEAUX, *34, rue d'Argoût, Paris.*

Veuillez envoyer à un de mes amis (dont ci-dessous l'adresse) 15 doses de votre remède ; vous m'avez débarrassé de mon catarrhe de vessie.

DAVÉRÉDE, *à Trie (Hautes-Pyrénées).*

Votre traitement m'a guéri de ma goutte : ma reconnaissance vous est assurée.

CUVILLIER, *adjudant d'habillement, à Versailles.*

Envoyez-moi 4 flacons de votre traitement pour la goutte, dont un de mes amis m'a dit tant de bien.

CAPELLE, *agent d'affaires, à Valognes (Manche).*

Vous avez radicalement guéri M. LILARDON *de sa hernie, veuillez m'envoyer votre traitement.*

MAUPRIVEZ, *à Meaux (Seine-et-Marne).*

Guérison d'une hernie datant de 11 ans, sur un habitant de l'Ile-d'Elle (Vendée).

Guérison, après six semaines de traitement, d'une hernie congénitale dont était atteint M. BONNAU-GUYOT *fils, près de La Roche (Vendée).*

Je suis heureux de pouvoir vous remercier ; vous m'avez guéri, après sept semaines de votre traitement, d'une hernie inguinale qui m'incommodait depuis 8 ans.

C'est avec reconnaissance que je vous annonce cette guérison.

COPATEZ, *chez M. Seitz, aux Granges (Vosges).*

Un cultivateur du Gué (Vendée), guéri d'hémorrhoïdes après neuf jours de traitement.

Une femme de Dompierre, guérie d'hémorrhoïdes après cinq jours de traitement.

Un propriétaire de Vouillé (Vendée), guéri d'hémorrhoïdes après huit jours de traitement.

BOURDON *(Isaac), de Tournus (Saône-et-Loire), guéri de la gravelle.*

M. l'abbé PERRENETS, *curé aux Grangettes (Doubs), guéri d'un catarrhe chronique de la vessie.*

M. SAPREVOTTE, *curé de St-Menge (Vosges), guéri d'une cystite chronique.*

VERRY, *instituteur à Mardon (Haute-Marne), guéri d'un catarrhe chronique de la vessie.*

POTIER-BELIN, *à Cherbourg (Manche), guéri d'une cystite chronique.*

JUHEL, *propriétaire à Toulouse (Haute-Garonne), guéri d'une cystite compliquée de prostatite.*

GIVELET, *à Alençon (Orne), guéri de la goutte.*

PLIVARD-BERNARD, *à Saint-Chamond (Loire), guéri en 75 jours d'une hernie ancienne et volumineuse.*

Ce n'est qu'après hésitation que je me décidais, il y a 2 ans, à vous demander votre traitement pour la goutte : j'en avais essayé tant d'autres, inutilement ! aujourd'hui je suis heureux de vous annoncer ma guérison.

J. C., *propriétaire à Marseille.*

Vous avez guéri d'une hernie un de mes parents, veuillez m'envoyer votre traitement.

PHILLIT, *à Saint-Etienne (Loire).*

La personne qui vous a demandé votre traitement est guérie et me remercie de l'avoir engagé de s'adresser à vous.

DELON, *à Albi.*

Une dame de mon voisinage, que vous avez guérie, me conseille de m'adresser à vous, veuillez m'envoyer votre traitement.

ALDEBERT, *à Fresnes (Orne).*

Etant guéri, je viens vous prier d'adresser votre traitement à mon beau-frère.

BOLLARD, *à Sainte-Foy-la-Grande.*

Un de mes amis que vous avez complètement guéri, me conseille de m'adresser à vous : envoyez-moi votre traitement.

BELLAR, *à Lyon.*

Mon paroissien me charge de vous prier de lui envoyer de quoi continuer le traitement qui lui fait tant de bien.

DENIS, *curé de Vacqueville.*

Sur le conseil de l'un de mes amis, que vous avez guéri, je viens vous prier de m'envoyer votre traitement.

COLAS, *à Tournus.*

Tout ce que je souhaite, c'est que vous viviez encore de longues années, car, M. le Dr Paquier, les hommes qui, comme vous, rendent de si grands services à la pauvre humanité, meurent toujours trop tôt.

Signé : GIOUX, *Auguste, de Tarnac (Corrèze), guéri d'une cystite compliquée d'une prostatite.*

ACIARDI, *35, rue Lechapelier, à Bordeaux, guéri d'une cystite.*

LEFAGE, *à Lahaye-du-Theil (Eure), guéri de la gravelle.*

Vtesse DE RŒDERER, *à Poitiers, son fils guéri d'une cystite graveleuse congénitale.*

MIQUEL, *à Eymet (Dordogne). guéri d'un catarrhe de vessie.*

DELAY, à *Sommedieu (Meuse), guéri de gravelle.*

LOISON, *Michel, à Pellon (Meuse), guérison d'un catarrhe de vessie.*

DUMONT, à *Toulon (Var), guéri d'une cystite chronique.*

AGOUST, à *Nîmes (Gard), guérison d'une prostatite chronique.*

LETEUX, à *Vannes, guéri d'une hernie scrotale.*

De la FAVRERIE, à *Fresquienne (Oise).*

Un chanoine de Nîmes, guéri de deux hernies, dont l'une datant de plus de vingt ans.

FOUR, à *Saint-Etienne (Loire).*

ROUGÉ, *curé, à Montferrier (Ariége).*

Guérison d'une cystite graveleuse, chez M. AUDINOT, *de Chalais (Charente).*

Guérison d'un catarrhe de vessie, chez M. JOUY, *d'Albi (Tarn).*

Chute d'utérus datant de 26 ans, chez une dame de 50 ans. — Guérison en 75 jours.

MAUREL, à *Moulins (Allier).*

PILLON, *propriétaire, à Spincourt (Meuse).*

Hernie inguinale congénitale, chez une personne de 35 ans. — Guérison en 95 jours.

Hernie scrotale existant depuis 19 ans, chez une femme de 55 ans. — Guérison en 79 jours.

LEBLANC, *à Saint-Fraimbault-s.-Pisse (Orne), grande amélioration d'une cystite, après avoir pris seulement 10 doses de mon remède.*

BOUCHAUDY, *28, rue du Juge de Paix, à Lyon (Rhône), guérison d'un catarrhe de vessie et d'une prostatite.*

BALMAJOU, *à Amélie-les-Bains (Pyrénées-Orientales), guérison d'une cystite chronique.*

BRIOIS, *commis des postes, à Arras. — Guéri de la gravelle.*

Je pourrais continuer les citations de guérisons qui me sont annoncées tous les jours, mais, pour ne pas donner trop d'étendue à ma brochure, je crois me contenter des témoignages ci-dessus.

COGNAC, IMPRIMERIE GUSTAVE BÉRAULD.

www.ingramcontent.com/pod-product-compliance
Ingram Content Group UK Ltd.
Pitfield, Milton Keynes, MK11 3LW, UK
UKHW020509230726
13925UKWH00005B/2127

9 782014 048308